I0841434

7 Jours pour retrouver le sommeil

Sommaire

Qui suis-je ?

Je m'appelle Jonathan White et j'ai écrit ce mini guide, car je suis un spécialiste en médecine du sommeil. J'ai aidé des milliers de personnes à retrouver le sommeil en appliquant des méthodes et des techniques simples et pratiques.

Je me suis aperçu que, malheureusement, beaucoup de gens luttaient contre l'insomnie et qu'il leur était difficile de trouver une solution durable pour résoudre leur problème. J'ai donc décidé de rédiger ce mini guide pour leur permettre de retrouver le sommeil en 7 jours.

J'ai mis à profit mon expertise et mon expérience pour élaborer ce programme puissant et accessible à tous. Ce guide contient des exercices et des conseils pratiques pour apprendre à mieux se connaître et à optimiser ses habitudes de vie afin de mieux dormir. J'espère qu'il aidera les lecteurs à retrouver le sommeil naturellement et à long terme.

Bonne lecture
Jonathan

AVERTISSEMENT

Le contenu de ce mini-guide est fourni à titre informatif uniquement et ne doit pas être considéré comme un diagnostic ou un traitement pour une insomnie quelconque. Les informations contenues dans ce mini-guide ne doivent en aucun cas remplacer un avis médical.

Si vous souffrez d'insomnie, veuillez consulter un professionnel qualifié pour déterminer la cause, la gravité et le traitement approprié. Les informations contenues dans ce mini-guide sont basées sur l'expérience personnelle et les connaissances de l'auteur, mais ne représentent pas nécessairement des lignes directrices générales pour tous les cas d'insomnie.

Nous ne garantissons pas que les stratégies et les méthodes proposées fonctionneront pour vous et ne pouvons pas être tenus pour responsables si ces stratégies et méthodes ne fournissent pas les résultats escomptés.

Jour 1 : Définir le problème

Le premier jour de votre parcours pour mieux dormir, vous commencez par définir le problème. Qu'est-ce qui provoque vos insomnies ? Est-ce que vous avez du mal à vous endormir ou du mal à rester endormi ? Ou peut-être les deux ? Est-ce un problème qui existe depuis longtemps ou est-ce nouveau ?

Lorsque vous essayez de comprendre ce qui provoque vos insomnies, vous devriez examiner les facteurs de stress et les facteurs environnementaux qui peuvent impacter vos nuits.

Certains facteurs de stress peuvent inclure :

- Une mauvaise journée au travail

- Des problèmes relationnels

- Des difficultés financières

- Des problèmes de santé

- De la préoccupation concernant des situations incertaines

Charger trop de travail, avoir des horaires irréguliers et des changements fréquents dans les routines peuvent également être des sources de stress.

En ce qui concerne les facteurs environnementaux, vous devriez analyser la chambre. Votre chambre devrait être un sanctuaire. Votre lit devrait être un endroit où vous pouvez vous détendre et où vous pouvez dormir sans être dérangé par des facteurs externes tels que le bruit, la lumière, les odeurs, la température et l'humidité.

Vous devriez également examiner vos routines avant de vous coucher. Vérifiez ce que vous faites chaque soir avant de vous coucher et si cela a un impact sur votre sommeil. Devriez-vous faire des changements à ces habitudes pour vous aider à mieux dormir ?

Vous devriez également examiner votre alimentation et votre consommation de caféine. Évitez de boire du café ou des boissons contenant de la caféine après 16h00. En outre, essayez de manger de façon saine et équilibrée et évitez de consommer des aliments riches en gras avant de vous coucher.

Enfin, il est important de considérer l'activité physique. Une activité physique régulière peut aider à améliorer la qualité du sommeil et à prévenir les insomnies. Cependant, assurez-vous de ne pas faire d'exercices trop proches du coucher car cela peut vous empêcher de vous endormir.

Ainsi, pour comprendre ce qui provoque vos insomnies, vous devrez examiner les sources de stress, les facteurs environnementaux et vos habitudes avant d'aller au lit. Une fois que vous aurez compris ce qui provoque vos insomnies, vous pourrez commencer à trouver des solutions pour vous aider à mieux dormir et à en finir avec les insomnies.

Comprendre les causes de l'insomnie

Comprendre les causes de l'insomnie peut aider à trouver des solutions pour retrouver un sommeil réparateur et durable. L'insomnie, qui fait souvent partie d'un ensemble de troubles du sommeil, peut avoir plusieurs causes différentes.

Les principales causes de l'insomnie sont les suivantes :

- Les troubles mentaux et émotionnels : des troubles tels que la dépression et l'anxiété peuvent entraîner des difficultés à s'endormir ou à maintenir le sommeil.

- Les facteurs environnementaux : le bruit et la lumière peuvent influencer la qualité et la durée du sommeil.

- Les médicaments : certains médicaments peuvent causer des troubles du sommeil.

- Les mauvaises habitudes de sommeil : le fait de dormir à des heures irrégulières ou de dormir trop longtemps peut entraîner des difficultés d'endormissement et de maintien du sommeil.

- Les habitudes alimentaires : des aliments consommés à de mauvais moments ou des produits contenant de la caféine peuvent interférer avec le sommeil.

- Les maladies chroniques : certaines maladies telles que l'apnée du sommeil ou la fibromyalgie peuvent entraîner des troubles du sommeil.

- Les troubles du rythme veille-sommeil : pour les personnes souffrant d'un trouble du rythme veille-sommeil, le sommeil peut être très perturbé.

- L'âge : le sommeil peut être affecté par le vieillissement et les changements liés à l'âge.

- Les problèmes personnels et professionnels : des problèmes personnels ou professionnels peuvent interférer avec le sommeil.

En conclusion, comprendre les causes de l'insomnie est essentiel pour trouver des solutions pour retrouver un sommeil réparateur et durable. En identifiant et en traitant les causes sous-jacentes, il est possible d'améliorer la qualité du sommeil et le bien-être général.

Comprendre le cycle du sommeil

Le sommeil est un processus complexe et essentiel à la santé et à la qualité de vie. Il s'agit d'un cycle de phases qui se succèdent durant la nuit. Apprendre à comprendre le cycle du sommeil est le premier pas pour pouvoir le maîtriser et retrouver un sommeil optimal.

Les phases du cycle du sommeil

Le cycle du sommeil est composé de deux phases principales : la phase de veille et la phase de sommeil profond. La phase de veille est le stade où la personne est éveillée et consciente, alors que la phase de sommeil profond est le stade où le cerveau est moins actif et le corps est complètement détendu. Entre ces deux phases, on trouve quatre autres stades du sommeil :

- Stade de sommeil léger : ce stade est caractérisé par une fréquence cardiaque et respiratoire plus lente et une diminution de l'activité musculaire.

- Stade 3 : c'est le stade où le sommeil profond commence à se manifester. Il est caractérisé par une plus grande détente et le début du rêve.

- Stade 4 : ce stade est le stade le plus profond du sommeil et est caractérisé par une activité cérébrale très faible.

- Stade 5 : ce stade est le stade du sommeil paradoxal et est caractérisé par un très haut niveau d'activité cérébrale et des mouvements oculaires très rapides.

Durée du cycle du sommeil

Le cycle du sommeil dure environ 90 minutes. Chaque cycle est composé de plusieurs stades et chaque stade dure environ 20 minutes. Au cours d'une nuit, une personne peut passer par cinq à six cycles de sommeil. Il est donc important de comprendre le cycle du sommeil pour planifier des heures de sommeil adéquates et avoir une bonne qualité de sommeil.

Bienfaits du sommeil

Le sommeil est très important pour le corps et l'esprit. Il permet au corps de se régénérer et de guérir. Il permet également à l'esprit de se reposer et de fonctionner correctement. Une bonne nuit de sommeil aide à améliorer la concentration et la mémoire, à réduire le stress et à améliorer la performance physique et mentale.

Les habitudes quotidiennes

Afin de comprendre le cycle du sommeil, il est important de prendre en compte les habitudes quotidiennes. Il est important de maintenir une routine de sommeil, de se coucher et de se lever à heure fixe chaque jour. Il est également important de limiter la consommation de caféine et autres stimulants, ainsi que la consommation d'alcool et autres substances qui peuvent interférer avec le cycle du sommeil. De plus, il est important de pratiquer une activité physique régulière et d'adopter des techniques de relaxation pour se relaxer et faciliter l'endormissement.

Enfin, il est important de créer un environnement propice à un sommeil réparateur : une pièce sombre, fraîche et calme et un matelas et oreillers confortables. Le maintien d'une routine de sommeil et d'une alimentation saine et équilibrée est également essentiel pour veiller à ce que le cycle du sommeil soit optimal.

Comprendre les effets néfastes de l'insomnie

L'insomnie est un trouble du sommeil qui affecte beaucoup de personnes et qui peut avoir des effets néfastes pour la santé. Elle est souvent associée à des conséquences importantes sur la qualité de la vie des personnes qui en souffrent, tant sur le plan émotionnel et physique que sur le plan social et professionnel.

Pour commencer, il est important de comprendre que l'insomnie est un symptôme et non une maladie en soi. Les insomnies sont généralement liées à d'autres facteurs tels que le stress, l'anxiété, des problèmes de santé physique ou mentale, la prise de certains médicaments, des changements de mode de vie et d'autres facteurs.

En raison des effets néfastes de l'insomnie, il est important de prendre les mesures nécessaires pour en comprendre les causes et adopter des méthodes pour y remédier. En voici quelques-unes :

- Augmenter les niveaux de sérotonine et de dopamine dans votre corps. Ces deux produits chimiques sont impliqués dans le contrôle de l'humeur et du sommeil.

- Adapter votre environnement à votre sommeil. Cela signifie améliorer votre chambre pour qu'elle soit plus adaptée à votre sommeil, comme avoir une température appropriée, une couleur de peinture appropriée, un matelas confortable, une lumière minimale, des sons apaisants, etc.

- Modifier votre alimentation. Manger des aliments qui favorisent le sommeil peut grandement aider à améliorer votre sommeil. Cela comprend des aliments riches en tryptophane, en vitamine B6, en magnésium et en zinc.

- Réduire le stress. La gestion du stress peut avoir un impact important sur votre sommeil. Essayez de pratiquer des exercices de relaxation ou des méthodes de relaxation telles que la méditation et la respiration profonde.

- Pratiquer une activité physique. Une activité physique modérée peut aider à soulager le stress et à améliorer la qualité de votre sommeil.

- Limiter l'utilisation des médias et des appareils électroniques. Les lumières bleues des téléviseurs, des ordinateurs et des téléphones stimulent le cerveau et peuvent perturber votre sommeil.

Enfin, il est également important de consulter un médecin si vous souffrez d'insomnie. Il peut vous aider à comprendre les causes de votre insomnie et à développer un plan de traitement adapté à votre situation.

Jour 2 : Les habitudes à prendre

Le deuxième jour est dédié aux habitudes à prendre pour pouvoir en finir avec les insomnies et retrouver le sommeil. Dans cette nouvelle étape du programme, nous allons mettre en place des rituels et des habitudes qui vont vous permettre de mieux dormir et de vous sentir plus reposé.

Premièrement il est important de ne pas trop s'endormir durant la journée. Bien que le sommeil soit bénéfique, l'endormissement pendant la journée peut avoir des effets négatifs sur le sommeil nocturne. Pour cela évitez donc de faire la sieste et si vous sentez que vous vous endormez, levez-vous et faites une activité qui vous maintient éveillé.

De même, évitez la prise de boissons contenant de la caféine. Cette dernière peut avoir un impact négatif sur le sommeil car elle est un stimulant qui provoque une diminution de la qualité du sommeil.

Enfin, essayez de vous lever et de vous coucher à des heures régulières. Développer une routine de sommeil peut vous aider à trouver le sommeil plus facilement et à vous réveiller plus reposé. Dans cette routine, essayez d'éviter les activités qui peuvent vous exciter, comme regarder des films ou des séries ou encore jouer à des jeux vidéo.

Afin de vous préparer à mieux dormir, il est également utile de développer des rituels relaxants. Vous pouvez par exemple vous allonger et effectuer une séance de respiration profonde, pratiquer une activité physique légère, lire un livre ou écouter de la musique relaxante. Ces activités vous aideront à vous relaxer et à mieux vous préparer au sommeil.

Enfin, avant d'aller vous coucher, essayez de vous déconnecter des écrans. Les écrans, et notamment les ordinateurs et les téléphones portables, sont généralement des sources de stimulation qui peuvent nuire à votre sommeil. Il est donc conseillé de s'éloigner des écrans au moins une heure avant d'aller se coucher.

En suivant ces quelques conseils, vous pourrez vous préparer à un sommeil plus profond et plus réparateur.

Établir un rythme pour le sommeil

Le rythme du sommeil est essentiel pour retrouver une bonne qualité de sommeil. Il est donc primordial de créer un horaire de sommeil régulier, une routine du coucher et du lever qui convienne à votre organisme.

Afin de créer un rythme de sommeil qui convienne à votre organisme, vous devrez :

- Déterminer un horaire de sommeil régulier : établissez un horaire de coucher et de lever constants, même le week-end. Essayez de vous coucher et de vous lever à la même heure chaque jour.

- Se coucher seulement lorsque vous êtes fatigué : ne forcez pas le sommeil, vous risquez de vous réveiller plus tôt le matin. Dans le cas où vous ne parvenez pas à dormir, essayez de vous détendre en lisant un livre, en écoutant de la musique ou en prenant un bain chaud.

- Utiliser un réveil plutôt que de compter sur le sommeil réparateur : lorsque vous tombez dans les bras de Morphée, c'est plus difficile de réguler l'heure à laquelle vous vous réveillez, alors planifiez votre sommeil et réglez votre réveil.

- Éviter les siestes trop longues : les siestes peuvent être très bénéfiques mais attention à ne pas vous sur-dormir, cela peut affecter votre qualité de sommeil le soir.

- Éviter les substances qui perturbent le sommeil : l'alcool, le tabac et certains médicaments peuvent avoir des effets négatifs sur votre sommeil. Limitez les excitants, comme la caféine, tôt dans la journée.

- Éviter les activités excitantes avant d'aller au lit : les jeux vidéo, les tâches physiques et intellectuelles, comme les mots croisés, et le stress peuvent être stimulants et vous empêcher de vous endormir.

- Créer un environnement calme : votre chambre devrait être calme, sombre et fraîche. Utilisez des rideaux et des stores pour bloquer la lumière, un humidificateur pour maintenir l'humidité et des bougies si nécessaire.

- Faire de l'exercice régulièrement : l'exercice peut vous aider à vous sentir plus fatigué le soir et à mieux dormir la nuit. Optez pour des activités non stimulantes, telles que la marche, la natation, le yoga ou le stretching, et essayez de les pratiquer tôt le matin ou en fin d'après-midi.

- Préparer une boisson chaude avant d'aller au lit : la camomille, le thé à la menthe ou le lait chaud peuvent vous aider à vous détendre et à vous endormir plus facilement.

- Limiter l'utilisation des appareils électroniques avant le coucher : les lumières bleues des écrans peuvent être très stimulantes et affecter la qualité de votre sommeil. Essayez d'éteindre tous les appareils électroniques une heure avant d'aller au lit.

En prenant ces précautions, vous pourrez créer un rythme de sommeil adéquat et vous sentir plus reposé et prêt à affronter la journée.

Les techniques de relaxation

Aujourd'hui, nous aborderons les techniques de relaxation qui sont essentielles pour retrouver le sommeil. Il est indispensable de prendre une pause et de trouver des moyens d'apaiser son corps et son esprit pour retrouver le sommeil.

Les techniques de relaxation peuvent être très variées, mais elles ont toutes le même but : développer une conscience sereine et tranquille qui favorise la relaxation et l'endormissement. Voici quelques exemples de techniques de relaxation à essayer :

- Méditation : La méditation est une forme efficace de relaxation qui vise à libérer votre esprit de toutes les pensées et distractions qui pourraient vous empêcher de dormir. Il est recommandé de méditer pendant environ 10 à 15 minutes avant de se coucher pour se détendre.

- Respiration profonde : Cette technique permet de relâcher les tensions musculaires et de soulager le stress. Respirez lentement et profondément pendant cinq minutes, en prenant conscience de chacune de vos respirations.

- Yoga : Le yoga a de nombreux avantages pour votre santé. En plus de vous aider à vous relaxer et à vous détendre, il vous aide à mieux respirer et à gérer le stress. Il est recommandé de pratiquer le yoga avant de se coucher pour bénéficier de ses bienfaits.

- Massage : Les massages sont excellents pour éliminer les tensions et les douleurs musculaires qui peuvent empêcher le sommeil. Vous pouvez vous masser vous-même ou demander à un partenaire de vous masser.

- Imaginations positives : Il peut être utile de se remémorer des moments agréables et heureux pour relâcher la tension et laisser l'esprit s'apaiser. Laissez votre esprit vagabonder et imaginez-vous dans une situation agréable qui vous aide à mieux dormir.

- Musique relaxante : Écouter de la musique relaxante peut aider à calmer votre esprit et à vous détendre plus facilement. Vous pouvez choisir des morceaux calmes et mélodieux pour vous aider à vous relaxer et à mieux dormir.

- Bain chaud et autres méthodes : Un bain chaud ou une douche chaude peut aider à soulager les tensions et à détendre les muscles. Vous pouvez également essayer des compresses thermiques ou des bains de pieds chauds pour vous aider à vous relaxer.

Enfin, n'oubliez pas que vous pouvez également essayer des exercices de visualisation pour vous aider à vous détendre. Visualisez-vous en train de naviguer dans un grand océan ou dans une forêt luxuriante. Cela peut vous aider à canaliser votre énergie et à mieux vous relaxer.

En conclusion, les techniques de relaxation sont essentielles pour retrouver le sommeil. Il est important de trouver des moyens de relaxer votre corps et votre esprit pour vous aider à mieux dormir et à vous sentir mieux. Essayez différentes méthodes pour trouver celle qui vous convient le mieux et qui vous aidera à retrouver le sommeil.

Éviter les excitants

Pour retrouver le sommeil et en finir avec les insomnies, il est essentiel de s'éloigner des excitants. Les excitants peuvent être consommés par des boissons ou des produits alimentaires, mais également environnementaux. Les excitants peuvent entraver nos efforts pour retrouver le sommeil et interférer avec notre capacité à nous endormir.

Voici quelques conseils pour éviter les excitants et retrouver le sommeil :

- Éviter la caféine et le tabac. La caféine peut affecter notre capacité à nous endormir et à rester endormis. La caféine est présente dans le café, le thé, les boissons gazeuses et certaines boissons énergisantes, et s'accumule dans notre corps pendant plusieurs heures, nous empêchant de nous endormir. Le tabac est également un excitant et peut affecter notre sommeil en nous empêchant de nous endormir et de rester endormis.

- Limiter l'alcool et l'activité physique avant le coucher. Éviter l'alcool car il peut nuire à la qualité du sommeil. Il peut également avoir des effets euphorisants et entraver notre capacité à s'endormir. De même, l'activité physique intense juste avant le coucher peut nous maintenir éveillés et nous épuiser.

- Limiter l'exposition à la lumière et à l'écran avant le coucher. La lumière peut interférer avec notre horloge interne et nous empêcher de nous endormir. Éviter donc l'exposition à la lumière bleue des écrans tels que les téléviseurs, les téléphones et les ordinateurs avant le coucher.

- Éviter les aliments riches en sucre et en graisses avant le coucher. Les aliments riches en sucre et en graisses peuvent interférer avec notre sommeil et nous maintenir éveillés. Évitez donc de consommer des aliments riches en sucre et en graisses avant le coucher.

- Essayer des boissons chaudes et des herbes. Les boissons chaudes, comme le lait chaud ou le thé à la camomille, peuvent aider à nous relaxer et à nous endormir. Essayer également des herbes telles que la valériane, la mélisse ou le tilleul qui peuvent aider à nous détendre et à nous endormir.

- Éviter les siestes et les grignotages tardifs. Les siestes peuvent nous maintenir éveillés et nous empêcher de nous endormir plus tard le soir. Évitez donc les siestes et les grignotages tardifs afin de pouvoir s'endormir plus facilement.

- Essayer des exercices de relaxation et des techniques de respiration profonde. Essayer des exercices de relaxation et des techniques de respiration profonde pour nous aider à nous détendre et à nous endormir. De courtes séances de méditation peuvent également nous aider à nous relaxer et à retrouver le sommeil.

En suivant ces conseils, il est possible de s'éloigner des excitants et de retrouver le sommeil et en finir avec les insomnies.

Manger sainement et équilibré

Manger sainement et équilibré est une part importante du processus pour retrouver un sommeil réparateur et naturel. Les aliments qui sont consommés peuvent avoir des effets profonds sur la qualité du sommeil et sur la façon dont nous le ressentons. Il est essentiel de savoir quels aliments sont bons pour le sommeil et quelles sont les meilleures habitudes à prendre en matière d'alimentation pour retrouver un bon sommeil.

Commencez par adopter une alimentation saine et variée, riche en fruits et légumes frais, en céréales complètes, en noix, en produits laitiers, en viandes maigres, en poissons et en huiles saines. Ces aliments contiennent tous les éléments nutritifs et les vitamines dont votre corps a besoin pour se régénérer et récupérer. En limitant ou en évitant les aliments transformés, les boissons sucrées, les aliments frits et les produits laitiers, vous vous sentirez plus en harmonie avec votre corps et votre sommeil.

Trouvez des aliments riches en nutriments qui contiennent des vitamines et des minéraux essentiels pour le sommeil, tels que la vitamine B6, le zinc, le magnésium et le fer. Vous pouvez obtenir ces nutriments en mangeant des aliments comme les bananes, les noix, les pois chiches, les poissons gras et les légumes verts à feuilles. Les aliments riches en magnésium, en zinc et en vitamine B6 peuvent être utiles pour réduire l'anxiété et l'irritabilité et pour améliorer la qualité du sommeil.

Limitez votre consommation de produits à base de protéines, car trop de protéines peut entraîner une augmentation du taux de mélatonine, qui est l'hormone qui contrôle le sommeil. Évitez également de consommer des aliments trop sucrés, qui peuvent entraîner une chute de votre taux de sucre dans le sang et une difficulté à s'endormir.

Limitez également votre consommation de caféine, car elle peut stimuler le système nerveux et causer des troubles du sommeil. Essayez de ne pas consommer de caféine après 17 heures et assurez-vous de boire suffisamment de liquides tout au long de la journée pour rester hydraté et faciliter le sommeil.

Évitez de manger lourdement juste avant d'aller dormir, car cela peut entraîner des perturbations dans le sommeil. Une collation légère et saine avant le coucher peut être sans danger et même bénéfique pour le sommeil. Les fruits secs, les produits laitiers, les noix et les graines sont des exemples de collations saines qui peuvent être consommées à proximité du coucher.

Enfin, essayez de manger à des heures régulières et de respecter votre horaire alimentaire. Cela peut aider à réguler les cycles de sommeil et à améliorer la qualité et la durée du sommeil. Essayez de manger à des moments fixes et de consommer des aliments sains et variés à chaque repas pour favoriser un bon sommeil.

Jour 3 : Les pratiques à adopter

Au Jour 3, vous commencerez à constater des changements et des résultats sur votre sommeil. Mais ce n'est pas le temps de relâcher les efforts, il faudra continuer à appliquer certaines pratiques pour maintenir ces résultats.

Le sommeil est un processus et non une action. Par conséquent, pour retrouver le sommeil, il est nécessaire de comprendre les bases de la bonne santé et des bonnes habitudes de sommeil.

Voici donc quelques pratiques à adopter :

- Créez un environnement de sommeil calme et sans interruption. Utilisez des rideaux opaques, des bouchons d'oreille, un humidificateur, etc. pour supprimer le bruit et les lumières qui empêchent un sommeil réparateur.

- Évitez les substances excitantes avant d'aller au lit. Évitez la caféine et l'alcool le soir et ne fumez pas avant le coucher, car cela stimulera votre cerveau et votre corps et vous empêchera de trouver le sommeil.

- Développez une routine du coucher. Essayez de vous coucher à la même heure tous les soirs et d'éviter les siestes tardives.

- Faites du yoga ou des mouvements légers avant de vous coucher. Cela ralentit le rythme cardiaque et aide à favoriser le calme.

- Prenez un bain chaud avant de vous coucher. Cela peut aider à relâcher les muscles et à réduire le stress.

- Utilisez une lampe « faible luminosité » dans votre chambre. Cela aide à signaler à votre corps qu'il est temps de dormir.

- Évitez l'utilisation des écrans à proximité de votre lit. La lumière artificielle peut interférer avec votre sommeil.

- Écoutez de la musique apaisante et relaxante avant de vous coucher. Cela aidera à calmer votre esprit et à vous endormir plus rapidement.

- Essayez des techniques de relaxation comme le yoga du sommeil, la méditation et la visualisation pour vous calmer.

- Écrivez vos pensées et vos préoccupations avant de vous coucher. Cela soulagera votre esprit et vous aidera à vous endormir plus rapidement.

- Buvez un verre de lait avant de vous coucher. Le lait contient des protéines et des glucides qui favorisent le sommeil.

- Essayez des techniques de respiration profonde pour vous détendre. Cela peut aider à apaiser votre corps et votre esprit.

- N'ayez pas peur de demander de l'aide si vous avez encore du mal à dormir. Il est possible de consulter un spécialiste du sommeil pour vous aider à trouver des solutions personnalisées.

Il est essentiel d'adopter ces pratiques pour retrouver un sommeil sain et réparateur. Avec du temps et de la persévérance, vous serez bientôt en mesure de retrouver votre équilibre et de profiter d'un sommeil profond et réparateur.

La respiration consciente :

La respiration consciente est une pratique qui permet d'accéder à un calme intérieur et de retrouver un sommeil réparateur. En prenant conscience de sa respiration, vous allez apprendre à mieux détendre votre corps et à relâcher le stress et l'anxiété qui peuvent être à l'origine de vos insomnies.

Lorsque vous commencez à pratiquer la respiration consciente, commencez par vous asseoir ou vous allonger dans une position confortable. Prenez une position dans laquelle vous pouvez vous sentir à l'aise et détendue, sans trop tendre les muscles de votre corps.

Respirez par le nez en prenant conscience de chaque inhalation et exhalation. Essayez de respirer profondément et de remplir votre abdomen d'oxygène. Sentez l'air entrer dans votre corps et observer comment votre corps réagit à chaque respiration. Concentrez-vous sur l'air qui entre et qui sort.

Si votre esprit commence à vagabonder, remettez votre attention sur votre respiration. Ne vous inquiétez pas si vous ne parvenez pas à garder votre attention pendant longtemps. Simplement observez comment votre esprit fonctionne.

Vous pouvez également essayer de synchroniser votre respiration avec votre mouvement. Fermez les yeux et respirez profondément. Ouvrez les yeux et expirez. Répétez cet exercice plusieurs fois en essayant de maintenir un rythme régulier.

La respiration consciente peut également être pratiquée durant la journée pour relâcher les tensions et retrouver un état de calme et de relaxation. Vous pouvez par exemple prendre quelques minutes pour faire une pause et profiter de cette pratique.

En conclusion, la respiration consciente est une pratique très simple et facile à intégrer à votre routine quotidienne. Elle peut vous aider à mieux vous relâcher et à retrouver un sommeil réparateur. Alors prenez quelques minutes chaque jour pour pratiquer la respiration consciente et bénéficiez des effets qu'elle peut avoir sur votre sommeil.

Les exercices physiques

Les exercices physiques sont l'un des moyens les plus efficaces pour aider à retrouver un sommeil réparateur et sain. Ils sont indispensables pour stimuler la mélatonine, l'hormone du sommeil, et pour évacuer le stress accumulé durant la journée. Il est fondamental de s'entraîner régulièrement pour améliorer le sommeil et éviter les insomnies.

Ainsi, pour le troisième jour de ce mini guide, nous vous proposons de profiter des bienfaits des exercices physiques pour retrouver le sommeil.

1. Pratiquez des exercices cardiovasculaires : une séance de 30 minutes par jour permet de stimuler la sécrétion de mélatonine et de libérer l'hormone du stress, le cortisol. Les activités cardiovasculaires comprennent la course à pied, le jogging, le vélo ou le patinage.

2. Faire des activités d'entraînement et de musculation : les exercices d'entraînement et de musculation peuvent être très bénéfiques pour s'endormir plus rapidement et mieux dormir. Ils permettent également de réduire le stress et l'anxiété, et peuvent être pratiqués deux à trois fois par semaine.

3. Pratiquez des exercices de respiration et de relaxation : ces exercices sont très utiles pour apaiser le corps et l'esprit et soulager le stress. On peut en apprendre beaucoup sur le yoga, la méditation et la pleine conscience. Il est recommandé de pratiquer ces exercices au moins 10 à 15 minutes par jour.

4. Faites de la zumba ou du tai chi : la zumba et le tai chi sont des activités qui procurent une variété d'avantages pour le corps et l'esprit. Il est important de choisir des classes adaptées à votre niveau et à votre objectif, et de s'entraîner au moins deux à trois fois par semaine.

5. Utilisez des applications pour vous aider à vous entraîner : les applications d'entraînement sont une excellente solution pour s'entraîner à la maison ou en déplacement. Elles peuvent vous aider à suivre votre entraînement et à atteindre vos objectifs de santé.

Enfin, il est important de trouver un équilibre entre l'exercice et le repos. Écoutez votre corps et respectez vos limites. Évitez de vous entraîner le soir car cela peut affecter votre sommeil. Si vous vous entraînez le soir, essayez de le faire deux heures avant de vous coucher. Enfin, faites des pauses régulières pour vous reposer et vous détendre.

L'exposition à la lumière du jour

L'exposition à la lumière du jour est un élément fondamental pour retrouver le sommeil. En effet, des heures d'exposition à la lumière, et plus précisément à la lumière du jour, sont nécessaires pour maintenir un bon rythme biologique.

Pour réguler votre rythme biologique et profiter des bienfaits de la lumière du jour, voici quelques étapes à suivre :

- Essayez de vous lever à heure régulière, en ayant des horaires qui correspondent à votre routine. En levant à une heure plus ou moins similaire chaque jour, votre corps saura s'adapter à cette nouvelle routine et vous aurez une meilleure qualité de sommeil.

- Une fois levé, essayez d'ouvrir les rideaux et de laisser entrer la lumière du jour, qui va être un signal pour votre corps afin qu'il puisse s'adapter à ce nouvel horaire.

- Essayez de prendre votre petit déjeuner à l'extérieur, ou tout du moins de vous promener dans un endroit baigné de lumière. Cela vous aidera à vous sentir plus énergisé et à votre rythme biologique de s'adapter à cette nouvelle routine et à votre horaire.

- Si possible, essayez d'avoir une activité physique à l'extérieur, qui vous aidera à booster votre métabolisme et votre rythme biologique, et vous aidera à avoir une meilleure qualité de sommeil.

- Ne restez pas trop longtemps à l'intérieur, essayez de vous promener à l'extérieur ou de vous rendre à un café ou à un parc pour profiter de la lumière du jour.

- Évitez d'utiliser le téléphone et les écrans avant d'aller vous coucher. La lumière bleue émise par ces appareils peut perturber votre rythme biologique et faire en sorte que vous ayez du mal à vous endormir.

- Essayez de vous coucher à une heure raisonnable et stable, et si possible à l'obscurité. Cela vous aidera à vous endormir plus facilement et à avoir une meilleure qualité de sommeil.

Avec ces quelques conseils, vous devriez être en mesure de retrouver votre sommeil et de vous sentir plus reposé et énergisé tout au long de la journée. Alors, commencez à profiter des bienfaits de la lumière du jour et retrouvez le sommeil dont vous avez besoin.

L'acupuncture et le yoga

L'acupuncture et le yoga sont des pratiques reconnues pour leurs effets relaxants et leur capacité à aider à retrouver un sommeil réparateur. Pour bénéficier de leurs effets, il est recommandé de consulter un médecin acupuncteur pour vous guider et évaluer la problématique.

L'acupuncture est une médecine traditionnelle chinoise qui consiste à insérer des aiguilles fines et sécuritaires à des points spécifiques de votre corps. Les aiguilles visent à créer un flux dans le corps et à rééquilibrer votre énergie pour stimuler la guérison. L'acupuncture peut être très efficace pour soulager le stress, la tension musculaire et l'anxiété associés aux troubles du sommeil. Elle peut également être un outil utile pour traiter directement les troubles du sommeil.

Le yoga est également un outil puissant pour le sommeil. Les postures de yoga et les exercices de respiration peuvent donner de bons résultats pour réduire le stress et l'anxiété, et améliorer la qualité du sommeil. Les postures de yoga sont spécifiques à chaque personne, mais certaines postures sont plus adaptées pour la relaxation et le sommeil.

De nombreux studios de yoga proposent des cours de yoga pour le sommeil, qui enseignent les postures et la respiration. Il existe également des programmes de yoga en ligne qui peuvent vous aider à découvrir les postures et à les incorporer à votre routine quotidienne. Les postures de yoga sont généralement très sûres et peuvent être pratiquées par les débutants et les personnes plus avancées.

Les pratiques de yoga et d'acupuncture peuvent être complémentaires et peuvent vous aider à retrouver un sommeil sain et réparateur. Il existe également d'autres pratiques telles que le Tai Chi et le Qi Gong qui peuvent aider à réduire le stress et à vous relaxer. Trouvez la pratique qui vous convient le mieux et qui peut vous aider à retrouver un sommeil réparateur et sain.

Jour 4 : Les bienfaits des herbes

Lorsque vous en êtes à votre quatrième jour de ce mini guide pour en finir avec les insomnies, vous pouvez commencer à explorer les bienfaits des herbes. Les herbes sont un remède naturel qui peut être utilisé pour aider à retrouver le sommeil et à détendre le corps et l'esprit. Il existe de nombreuses herbes qui sont connues pour leurs propriétés sédatives et calmantes et qui peuvent vous aider à retrouver un sommeil réparateur.

Les herbes utilisées pour le traitement des troubles du sommeil peuvent être consommées sous forme de tisanes ou de suppléments alimentaires. Les herbes les plus couramment utilisées sont :

- La valériane : elle contient des composés qui peuvent aider à détendre le corps et à apaiser l'esprit, ce qui peut favoriser le sommeil.

- La camomille : elle est connue pour ses propriétés anti-inflammatoires et sédatives qui peuvent aider à réduire l'agitation et à vous aider à vous endormir plus facilement.

- La mélisse : elle est souvent utilisée pour apaiser l'esprit et se relaxer avant le coucher. Elle est également connue pour ses propriétés antioxydantes et anti-inflammatoires.

- La passiflore : elle est très souvent utilisée pour ses propriétés sédatives et calmantes qui peuvent aider à calmer l'anxiété et à favoriser un sommeil plus profond.

- Le pavot de Californie : cette plante contient des composés qui peuvent aider à réduire l'insomnie et à vous aider à vous endormir plus facilement.

- La racine de valériane : elle est souvent utilisée pour ses propriétés sédatives et relaxantes qui peuvent aider à calmer l'esprit et à favoriser un sommeil plus réparateur.

- La grande camomille : elle est connue pour ses propriétés apaisantes et sédatives qui peuvent aider à réduire l'anxiété et à vous aider à vous endormir plus facilement.

- Le tilleul : il est connu pour ses propriétés sédatives et calmantes qui peuvent aider à détendre le corps et à apaiser l'esprit.

- La passiflore : elle est souvent utilisée pour ses propriétés sédatives et calmantes qui peuvent aider à réduire l'anxiété et à favoriser un sommeil plus profond.

En plus de ces herbes, il existe d'autres remèdes à base de plantes qui peuvent vous aider à retrouver le sommeil. Ces plantes comprennent le magnésium, le griffonia, le safran et la mélisse. Les plantes peuvent être consommées sous forme de tisane ou de suppléments alimentaires pour aider à retrouver le sommeil.

Il est très important de comprendre que chaque personne réagit différemment aux herbes. Il est donc important de commencer doucement et d'augmenter progressivement la dose pour trouver la dose qui convient le mieux à votre état et à vos besoins. N'oubliez pas de consulter un professionnel de la santé avant de commencer à prendre des suppléments à base de plantes, car ils peuvent interagir avec d'autres médicaments que vous prenez.

Les plantes pour la relaxation et le sommeil

Le Jour 4 de votre mini-guide concernant les insomnies s'intitule "Les bienfaits des herbes". En effet, certaines herbes peuvent aider à retrouver le sommeil. Ces herbes sont à la fois relaxantes et apaisantes.

Parmi les plus connues, il y a la camomille, l'escholtzia, le tilleul, l'aubépine, la valériane, la passiflore et la mélisse.

La camomille est un produit très connu pour ses propriétés relaxantes et sédatives. Ses fleurs sont reconnues pour ses vertus calmantes et déstressantes. Dans la médecine traditionnelle, elle est utilisée pour aider à trouver le sommeil, pour calmer l'anxiété et pour apaiser la colère et la tristesse. Elle peut être consommée sous différentes formes : en tisane, en infusion, en extrait ou sous forme de comprimés.

L'escholtzia est une plante qui est également très utile pour retrouver le sommeil et pour se relaxer. Elle est utilisée pour combattre l'insomnie et l'anxiété, et pour diminuer les palpitations cardiaques. Elle possède des propriétés sédatives et calmantes qui peuvent aider à trouver le sommeil et à réduire le stress. Elle peut être consommée sous forme de tisane, de comprimés ou d'extraits.

Le tilleul est une plante qui a des propriétés relaxantes et sédatives. C'est une plante très populaire pour ses vertus calmantes et apaisantes. Elle peut aider à calmer les nerfs et à se détendre. Elle peut être consommée sous forme de tisane, d'infusion, de comprimés ou d'extraits.

L'aubépine est une plante qui est également connue pour ses propriétés calmantes et sédatives. Elle est utilisée depuis des siècles pour aider à se relaxer et à trouver le sommeil. Elle peut être consommée sous forme de tisane, d'infusion, de comprimés ou d'extraits.

La valériane est une plante qui est connue pour ses propriétés relaxantes et sédatives. Elle est utilisée pour aider à se détendre et à trouver le sommeil. Elle peut être consommée sous forme de tisane ou d'infusion, ou sous forme de comprimés ou d'extraits.

La passiflore est une plante qui est également très utile pour retrouver le sommeil et pour se relaxer. Elle est utilisée pour combattre l'insomnie et l'anxiété, et pour diminuer les palpitations cardiaques. Elle peut être consommée sous forme de tisane, de comprimés ou d'extraits.

La mélisse est une plante qui est connue pour ses propriétés relaxantes et sédatives. Cette plante est très populaire pour ses vertus calmantes et apaisantes. Elle peut aider à calmer les nerfs et à se détendre. Elle peut être consommée sous forme de tisane, d'infusion, de comprimés ou d'extraits.

Il est également important de noter que l'utilisation de ces herbes peut s'avérer très utile pour trouver le sommeil et se relaxer, mais il est également important de consulter un médecin avant de les utiliser. Certaines herbes peuvent interagir avec certains médicaments ou autres substances, et il est important de s'informer et de consulter un professionnel de la

Les tisanes et leurs bienfaits

Les tisanes sont une excellente méthode pour retrouver un sommeil réparateur. Non seulement elles sont délicieuses, mais elles peuvent également aider à combattre les insomnies. Les plantes et les herbes utilisées pour les tisanes possèdent de nombreuses propriétés bénéfiques pour le sommeil.

Les tisanes à base de plantes sont un excellent moyen de procurer à votre corps des nutriments et des composés à action relaxante. Certaines herbes sont même connues pour leur effet apaisant et hypnotique et peuvent aider à vous aider à trouver le sommeil. Les plantes médicinales qui sont souvent utilisées pour les tisanes comprennent :

- La camomille : cette herbe est connue pour ses propriétés calmantes et sédatives et est souvent utilisée pour soulager l'anxiété et l'insomnie.

- La passiflore : cette plante est une excellente source de magnésium et est connue pour ses propriétés relaxantes.

- La mélisse : cette herbe est connue pour ses propriétés antispasmodiques et apaisantes et est souvent utilisée comme remède naturel contre l'anxiété et l'insomnie.

- La valériane : cette herbe est connue pour ses propriétés relaxantes et sédatives et est souvent utilisée pour soulager l'insomnie et les maux de tête.

- La menthe poivrée : cette herbe est souvent utilisée pour soulager la tension et l'anxiété et est également connue pour ses propriétés sédatives et relaxantes.

- La lavande : cette herbe est connue pour ses propriétés relaxantes et apaisantes et est souvent utilisée pour soulager l'anxiété et l'insomnie.

En plus des propriétés relaxantes et sédatives, les tisanes sont un moyen sûr, simple et sain de s'hydrater et d'ajouter des vitamines et des minéraux à votre alimentation. Les tisanes sont également riches en antioxydants qui peuvent aider à neutraliser les radicaux libres qui peuvent être néfastes pour le sommeil. En buvant des tisanes, vous pouvez profiter des bienfaits de leurs propriétés apaisantes et sédatives tout en vous hydratant.

Enfin, un des grands avantages des tisanes est la variété des saveurs. Vous pouvez ajouter différentes herbes à votre tisane pour lui donner un goût plus doux ou plus fort, selon vos préférences. De plus, en mélangeant différentes herbes, vous pouvez obtenir une tisane qui répondra spécifiquement à vos besoins. Par exemple, si vous souhaitez soulager l'anxiété et la nervosité, vous pouvez mélanger de la camomille, de la menthe poivrée et de la valériane.

Les tisanes sont donc une excellente solution à prendre en compte pour retrouver un sommeil réparateur. Elles sont faciles à préparer et peuvent aider à combattre l'insomnie grâce à leurs propriétés relaxantes et sédatives. Enfin, vous pouvez facilement adapter leur goût et leurs ingrédients pour créer la tisane qui vous convient le mieux.

Les bienfaits du magnésium

Le magnésium est un nutriment essentiel qui peut avoir un impact significatif sur votre qualité de sommeil. Il aide à réduire le stress et à lutter contre l'anxiété qui sont couramment à l'origine de l'insomnie. Les bienfaits du magnésium sur le sommeil consistent principalement à :

- Réduire le stress : le magnésium est connu pour être relaxant et pour soulager le stress. Il peut aider à réduire l'anxiété et la tension nerveuse qui sont responsables des insomnies. De plus, il est connu pour aider à améliorer le sommeil en réduisant le temps nécessaire pour s'endormir.

- Réguler les cycles du sommeil : le magnésium peut aider à réguler les cycles du sommeil en agissant sur les hormones qui contrôlent le sommeil. En régulant votre cycle de sommeil, il peut aider à équilibrer votre système nerveux et à améliorer votre qualité de sommeil.

- Réduire les troubles du sommeil : le magnésium peut aider à réduire les troubles du sommeil tels que les difficultés à s'endormir et à rester endormi. De plus, il peut aider à apaiser le système nerveux et à calmer les pensées qui peuvent interférer avec le sommeil.

- Améliorer la qualité de sommeil : le magnésium peut aider à améliorer la qualité du sommeil en régulant le cycle de sommeil et en réduisant le temps nécessaire pour s'endormir. De plus, en réduisant le stress et l'anxiété, il peut faciliter un sommeil plus profond et de meilleure qualité.

En plus de ses bienfaits sur le sommeil, le magnésium est également bénéfique pour votre santé en général. Il est connu pour améliorer le fonctionnement cardiovasculaire, pour réguler le métabolisme et pour soutenir le système immunitaire. Il est également bénéfique pour la santé des os, des muscles et des nerfs.

Le magnésium peut être consommé sous forme de complément alimentaire ou de produits alimentaires. Les aliments riches en magnésium comprennent les légumes verts à feuilles, les noix, les graines, le cacao, le poisson, la viande et les légumineuses. Les compléments alimentaires sont également une excellente source de magnésium. Il est important de lire les étiquettes pour s'assurer que le produit est sans danger et qu'il fournit les bonnes quantités de magnésium.

Jour 5 : Les techniques cognitives

Le 5ème jour de votre mini-guide pour en finir avec l'insomnie est destiné aux techniques cognitives. Il s'agit d'un ensemble de techniques de gestion de pensées et d'émotions censées aider l'insomniaque à mieux gérer et à comprendre ses pensées angoissantes et ses émotions négatives. Les techniques cognitives sont également utiles pour développer des comportements plus adaptés et faire face aux difficultés de la vie quotidienne qui peuvent être à l'origine des insomnies.

Ainsi, pour ce cinquième jour, vous allez apprendre à identifier les pensées et les émotions négatives qui vous empêchent de trouver le sommeil et à adopter de nouvelles stratégies et techniques pour les gérer.

Conseils :

- Prenez le temps de remarquer et de reconnaître ce qui se passe dans votre esprit et dans votre corps à chaque fois que vous êtes confronté à une pensée ou une émotion négative. Prenez conscience de la façon dont votre corps réagit à ces pensées et émotions et observez-les sans les juger.

- Apprenez à accueillir vos pensées et vos émotions, même si elles sont négatives. Il est important de prendre conscience de ce qui se passe dans votre esprit et de vous autoriser à ressentir ce que vous ressentez sans le nier ou le rejeter.

- Acceptez et respectez vos limites. Il est souvent difficile de se sentir détendu et calme, surtout lorsque vous êtes sous pression ou submergé par des émotions négatives. Apprenez à reconnaître lorsque votre corps et votre esprit ont besoin de temps pour se détendre et prendre une pause.

- Développez votre résilience et votre capacité à faire face aux moments difficiles. La résilience est une compétence qui peut être acquise. Cela signifie que vous apprenez à vous adapter aux changements et à affronter les difficultés de la vie.

- Utilisez la méditation pour prendre conscience de votre état d'esprit et de votre corps. La méditation est un outil très puissant pour se rendre compte de ce qui se passe à l'intérieur de vous. Elle permet de prendre conscience de vos pensées et de vos émotions et de les accepter sans les juger.

- Apprenez à libérer vos émotions négatives de manière constructive. Il est important que vous trouviez des moyens sains pour exprimer vos émotions négatives. Cela peut inclure écrire des lettres, faire de l'exercice ou parler à quelqu'un.

- Apprenez à développer des pensées positives et à vous concentrer sur des points positifs. Il est important de reconnaître et de remercier la présence des moments heureux et des petites choses positives qui se produisent autour de vous. Cela peut inclure remercier la nature et les gens qui sont importants pour vous.

- Apprenez à vous débarrasser des pensées négatives et à les remplacer par des pensées positives. Souvent, la manière la plus simple de gérer une pensée négative est de la remplacer par une pensée positive. Si vous vous trouvez en train de penser quelque chose de négatif, essayez de remplacer cette pensée par une pensée plus positive.

- Apprenez à contrôler votre stress et à gérer le stress de la vie quotidienne.

Les techniques cognitives d'amélioration du sommeil

Au Jour 5 de votre mini-guide pour retrouver le sommeil, nous abordons les techniques cognitives d'amélioration du sommeil. Ces techniques peuvent aider à calmer votre esprit et à vous relaxer afin de mieux dormir.

Voici quelques exemples de techniques cognitives :

- Respiration profonde : La respiration profonde peut aider à détendre le corps et à calmer l'esprit. Prenez votre temps pour inhalez et expirez profondément lorsque vous vous sentez stressé ou nerveux.

- Visualisation positive : La visualisation positive peut aider à diminuer le stress et l'anxiété. Fermez les yeux et imaginez un endroit où vous vous sentez calme et relaxé. Visualisez les couleurs et les formes dans votre tête et essayez de vous relaxer.

- Relaxation musculaire progressive : Cette technique consiste à se concentrer sur chaque muscle de votre corps et à les relaxer un par un. Cela peut aider à calmer votre esprit et à vous détendre.

- Pensée positive : Essayez de remplacer les pensées négatives et anxieuses par des pensées positives et apaisantes. Remplacez vos « Je ne peux pas y arriver » par « Je peux y arriver ».

- Exercice : L'exercice peut aider à réduire le stress et à mieux dormir. Trouvez une activité physique que vous aimez et faites-la régulièrement.

- Restez actif pendant la journée : Essayez de rester actif et occupé pendant la journée. Cela peut vous aider à vous sentir plus calme et relaxé le soir. Essayez de faire des activités telles que la lecture, l'écriture, le jardinage, la randonnée, le yoga, etc.

- Évitez les écrans : Éteignez vos téléphones, ordinateurs et autres appareils électroniques au moins une heure avant d'aller au lit. Les lumières bleues des écrans peuvent interférer avec votre sommeil et vous empêcher de vous endormir.

- Alimentation saine : Une alimentation saine peut aider à mieux dormir. Évitez les aliments riches en sucre et en gras avant d'aller au lit. Mangez des aliments sains et nutritifs tels que des fruits, des légumes, des grains entiers et des noix.

- Créer un environnement confortable : Créez un environnement confortable et calme dans votre chambre. Assurez-vous que votre chambre est à une température confortable et que vous avez un matelas et un oreiller confortables. Vous pouvez également ajouter des articles comme des coussin, des bougies parfumées ou de la musique douce.

- Pratiquer la méditation : La méditation peut aider à calmer votre esprit et à mieux dormir. Trouvez une méditation qui vous convient et pratiquez-la régulièrement avant d'aller au lit.

Enfin, les techniques cognitives sont un excellent moyen de gérer vos pensées et de mieux dormir. Prenez le temps d'expérimenter ces techniques et de trouver celles qui vous conviennent le mieux. Rappelez-vous que le sommeil n'est pas une chose que vous pouvez forcer et que les techniques cognitives peuvent vous aider à retrouver un sommeil réparateur.

Les techniques cognitives pour retrouver le sommeil

Les techniques cognitives peuvent être un excellent moyen de retrouver le sommeil et de vaincre les insomnies. Elles consistent à examiner les pensées et les croyances qui sous-tendent nos réactions émotionnelles et à les remplacer par des pensées plus adaptées à la situation.

Les principaux bénéfices des techniques cognitives sont les suivants:

- Réduction du stress et de l'anxiété: Les techniques cognitives peuvent vous aider à identifier et à modifier les pensées et croyances qui augmentent votre niveau de stress et d'anxiété.

- Augmenter le sentiment de contrôle: Les techniques cognitives vous aident à mieux comprendre et à mieux gérer les circonstances stressantes qui sont à l'origine de vos insomnies.

- Amélioration de la qualité du sommeil: Une fois que vous avez identifié et changé les pensées qui causent des insomnies, vous pouvez commencer à mieux dormir et à vous sentir plus reposé.

- Réduction des troubles du sommeil: Les techniques cognitives peuvent vous aider à réduire de nombreuses formes de troubles du sommeil, notamment l'insomnie, les cauchemars, l'apnée du sommeil, etc.

- Gestion des émotions: Les techniques cognitives peuvent vous aider à développer des stratégies pour mieux gérer vos émotions et à augmenter votre capacité à vous relaxer et à mieux dormir.

- Amélioration de la qualité de vie: Les techniques cognitives peuvent vous aider à mieux gérer le stress et l'anxiété qui sont souvent à l'origine des insomnies et à améliorer la qualité de votre vie.

Pour utiliser des techniques cognitives pour vaincre l'insomnie, la première étape est de commencer par examiner les pensées et les croyances qui sont à l'origine de vos insomnies. Vous pouvez utiliser des outils tels que la journalisation pour identifier les pensées et les croyances qui sont à l'origine de vos insomnies. Une fois que vous avez identifié ces pensées et croyances, vous pouvez commencer à les remplacer par des pensées plus adaptées à la situation.

La deuxième étape consiste à mettre en place des stratégies pour gérer le stress et l'anxiété qui sont souvent à l'origine des insomnies. Vous pouvez utiliser des techniques de relaxation telles que la méditation, le yoga, les exercices de respiration, etc. pour aider à réduire le stress et l'anxiété qui peuvent vous empêcher de dormir.

La troisième étape consiste à modifier votre environnement pour favoriser le sommeil. Cela peut inclure des choses comme maintenir une température de chambre confortable, la mise en place d'un rituel de coucher relaxant, l'éloignement des écrans et du bruit, etc.

Enfin, la quatrième étape consiste à être plus actif et à adopter des habitudes saines pour le sommeil telles que l'exercice physique, une alimentation saine et des horaires de sommeil réguliers. Ces habitudes peuvent aider à améliorer la qualité et la durée de votre sommeil.

En suivant ces quatre étapes, vous pouvez apprendre à utiliser des techniques cognitives pour retrouver le sommeil et vaincre les insomnies. La clé est de vous assurer que vous prenez le temps de comprendre vos pensées et croyances et que vous utilisez des stratégies

Les techniques cognitives pour prévenir les insomnies

Le Jour 5 est consacré aux techniques cognitives pour prévenir les insomnies. Ces techniques visent à modifier les pensées et comportements qui entretiennent les insomnies et à fournir une meilleure gestion et compréhension des facteurs qui influencent le sommeil.

Lors d'une insomnie, il est fréquent que les pensées s'accumulent et qu'elles provoquent l'anxiété et l'agitation qui empêchent le sommeil. Les techniques cognitives permettent de travailler sur ces pensées et d'en prendre conscience afin de les remplacer par des pensées plus positives et apaisantes.

Une bonne pratique est de prendre le temps de s'asseoir et de noter les pensées et les croyances qui nous empêchent de nous endormir. Une fois que ces pensées sont identifiées, les suivantes sont des techniques cognitives qui peuvent être utilisées pour les remplacer par des pensées plus positives et apaisantes:

- Questionnement ou remise en question des pensées : Il s'agit de remettre en question les pensées automatiques négatives, en se mettant à la place de quelqu'un d'autre et de se demander objectivement si ces pensées sont vraiment fondées.

- Démystification des pensées et des croyances : Il s'agit de reconnaître que certaines pensées et croyances sont si profondément ancrées qu'elles sont devenues des réalités pour nous. Il est donc important de les questionner et de les affronter pour en réduire l'influence sur nos pensées et notre sommeil.

- Pratique de l'acceptation et de la tolérance : Il est important de reconnaître les sentiments et les pensées qui sont difficiles à accepter et de les accepter comme une partie de soi-même. Cela permet de prendre une distance par rapport aux pensées et de les regarder avec objectivité.

- Relâchement musculaire : Il s'agit de faire des exercices de contraction et de relaxation musculaire pour aider à détendre le corps et à calmer le mental.

- Visualisation : Il s'agit d'utiliser son imagination pour se visualiser dans un état de relaxation, ce qui peut aider à créer un état mental plus calme et plus apaisé.

- Respiration profonde et contrôlée : Prendre le temps de respirer profondément et avec calme peut aider à réduire le stress et à soulager les tensions musculaires.

- Méditation et relaxation : La méditation et la relaxation sont des outils puissants pour aider à se centrer et à relâcher mentalement et physiquement.

- Planification et prise en charge proactive : Il est important de prendre les mesures nécessaires pour gérer et réduire les facteurs qui contribuent à la difficulté de s'endormir, comme réduire la consommation de caféine et d'alcool et éviter les siestes le jour.

Enfin, une autre méthode efficace consiste à remplacer les pensées négatives par des pensées positives et bénéfiques. Cela peut être fait en se concentrant sur des choses positives et en s'engageant à trouver des moyens de faire face aux difficultés.

En résumé, les techniques cognitives peuvent aider à prévenir les insomnies en modifiant les pensées et les comportements qui entretiennent les insomnies et en fournissant une meilleure gestion et compréhension des facteurs qui influencent le sommeil.

Jour 6 : Dépister les maladies liées à l'insomnie

Au cours du 6e jour de notre mini guide, nous allons parler des maladies liées à l'insomnie et à quoi vous devriez être vigilant.

Il est vraiment essentiel de se souvenir que vous devriez toujours consulter votre médecin si vous pensez que votre sommeil est affecté par une maladie. Les troubles du sommeil peuvent être causés par une variété de maladies, y compris :

- Maladie de Parkinson : une maladie neurologique qui provoque des tremblements et des mouvements lents. Les personnes atteintes de la maladie de Parkinson ont souvent du mal à trouver un sommeil réparateur et à se réveiller tôt le matin.

- Insuffisance respiratoire : cela se produit lorsque le corps ne reçoit pas suffisamment de dioxygène pour fonctionner correctement. Les personnes atteintes d'insuffisance respiratoire peuvent souffrir d'insomnie, de somnolence diurne et de mauvaise qualité du sommeil.

- Hypertension artérielle : une pression artérielle élevée peut entraîner des difficultés à s'endormir, des réveils nocturnes fréquents et une mauvaise qualité du sommeil.

- Troubles anxieux et dépressifs : les troubles anxieux et dépressifs peuvent entraîner des difficultés à s'endormir et à rester endormi. Les personnes souffrant de ces troubles peuvent également avoir des réveils nocturnes et une mauvaise qualité du sommeil.

- Syndrome des jambes sans repos : ce syndrome provoque des malaises et des sensations désagréables dans les jambes qui peuvent perturber le sommeil.

- Troubles du mouvement : les troubles du mouvement peuvent entraîner des mouvements involontaires du corps qui peuvent nuire à la qualité du sommeil.

- Troubles de la thyroïde : une thyroïde sous-active peut entraîner des difficultés à s'endormir et à rester endormi, ainsi qu'un sommeil de mauvaise qualité.

- Maladie de la vessie : les personnes atteintes de cette maladie peuvent souffrir d'envies fréquentes d'uriner, ce qui peut affecter le sommeil.

- Syndrome d'apnée du sommeil : le syndrome d'apnée du sommeil se caractérise par des pauses respiratoires répétées pendant le sommeil. Les personnes atteintes du syndrome d'apnée du sommeil peuvent se réveiller plusieurs fois par nuit et avoir de la difficulté à retrouver un sommeil réparateur.

Il est important de consulter un médecin pour tout trouble du sommeil qui persiste. Votre médecin pourra diagnostiquer et traiter toute maladie qui pourrait être à l'origine de votre insomnie. Il peut également vous aider à trouver des moyens de gérer et de soulager votre sommeil.

Les maladies liées à l'insomnie

Les maladies liées à l'insomnie peuvent être aussi variées que les symptômes que l'on peut observer. Les insomnies chroniques ou les réveils nocturnes peuvent être le signe d'un problème psychologique, d'un déséquilibre hormonale ou d'un état médical plus grave.

- Les troubles psychiatriques : Les troubles psychiatriques sont parmi les causes les plus courantes des troubles du sommeil. Les personnes qui souffrent de troubles tels que l'anxiété, la dépression et les troubles du comportement alimentaire sont plus susceptibles de souffrir d'insomnie. L'anxiété et la dépression peuvent entraîner une insomnie persistante et le traitement de ces troubles peut aider à soulager l'insomnie.

- Les troubles du mouvement et du sommeil : Les troubles du mouvement et du sommeil, tels que la narcolepsie, peuvent provoquer des réveils nocturnes et des difficultés à s'endormir. La narcolepsie est une maladie neurologique qui se caractérise par des périodes de sommeil excessif et une tendance à s'endormir dans des situations inappropriées. Les autres symptômes de la narcolepsie comprennent des hallucinations et une incapacité à rester éveillé pendant des périodes prolongées. D'autres troubles du mouvement et du sommeil, tels que le syndrome des jambes sans repos, peuvent également entraîner des perturbations du sommeil.

- Les troubles hormonaux : Les troubles du sommeil peuvent également être le signe d'un déséquilibre hormonal. Les femmes sont plus susceptibles de souffrir d'insomnie pendant leurs périodes de menstruation et leurs périodes de ménopause. Les troubles de la thyroïde et de la mélatonine peuvent également entraîner des perturbations du sommeil.

- Les troubles du rythme circadien : Les troubles du rythme circadien sont une cause fréquente d'insomnie. Ces troubles sont caractérisés par des perturbations du rythme naturel des cycles de sommeil et de veille. Les troubles du rythme circadien peuvent être liés à des travaux de nuit, à des changements d'heure ou à un décalage horaire. Les personnes qui souffrent de ces troubles peuvent avoir du mal à s'endormir et à rester endormies pendant une période prolongée.

- Les allergies et les affections respiratoires : Les allergies et les affections respiratoires peuvent également être à l'origine des difficultés à s'endormir et des réveils nocturnes. Les personnes allergiques peuvent souffrir d'une congestion nasale et d'une toux allergique qui peuvent perturber leur sommeil. Les affections respiratoires, telles que l'asthme, peuvent également entraîner des perturbations du sommeil.

- Les affections cardiovasculaires et neurologiques : Les affections cardiovasculaires et neurologiques peuvent également être à l'origine des troubles du sommeil. Les troubles cardiovasculaires peuvent entraîner une sensation d'oppression thoracique et une insomnie persistante. Les troubles neurologiques, tels que la sclérose en plaques, peuvent également entraîner des réveils nocturnes réguliers.

- L'utilisation de drogues et d'alcool : L'utilisation excessive de drogues et d'alcool peut entraîner des troubles du sommeil. L'alcool peut perturber le sommeil et provoquer des réveils nocturnes.

Les médicaments pour traiter l'insomnie

Il est évident que les médicaments peuvent être un moyen efficace pour traiter l'insomnie. Cependant, ils ne sont recommandés qu'en dernier recours. Les médicaments les plus prescrits pour l'insomnie sont les hypnotiques, qui sont des somnifères. Ils sont généralement prescrits en cas de symptômes modérés à sévères et ne doivent être utilisés que sur une période limitée pour éviter les effets secondaires et les risques de dépendance.

Les hypnotiques peuvent être sédatifs, qui sont plus légers et ont moins d'effets secondaires. Ils peuvent également être des analgésiques hypnotiques, qui sont plus forts et ont plus d'effets secondaires. Les médecins peuvent également prescrire des antidépresseurs pour aider à réduire l'insomnie.

Les antidépresseurs peuvent aider à réduire l'anxiété et à réguler le cycle veille-sommeil.

Avant de prendre des médicaments pour traiter l'insomnie, il est important de comprendre les effets secondaires potentiels et les risques. Les effets secondaires les plus courants des somnifères sont la somnolence, les maux de tête, la somnolence et la confusion. Ils peuvent également entraîner des troubles de mémoire, des évanouissements, des étourdissements et des sautes d'humeur. Il est important de discuter avec votre médecin de tous les effets secondaires et de la possibilité de dépendance avant de prendre des médicaments pour l'insomnie.

Les médicaments peuvent être une solution efficace pour traiter l'insomnie, mais il est important de prendre le temps de consulter un professionnel de la santé pour déterminer la meilleure solution pour vous. Votre médecin peut vous aider à déterminer quels médicaments et à quelle dose vous devriez prendre.

Les avantages des médicaments pour traiter l'insomnie comprennent :

- Une amélioration presque immédiate de l'état d'insomnie.
- Ils peuvent aider à rétablir les cycles de sommeil plus rapidement.
- Ils peuvent également soulager le stress et l'anxiété qui peuvent entraîner l'insomnie.

Toutefois, il y a également des inconvénients à prendre des médicaments pour traiter l'insomnie, notamment :

- Des effets secondaires possibles tels que maux de tête, étourdissements, somnolence, confusion ou sommeil profond.
- Une dépendance physique ou psychologique.
- Les médicaments prennent du temps à agir et ne sont pas une solution à long terme pour traiter l'insomnie.

Avant de prendre des médicaments pour traiter l'insomnie, il est important de comprendre les effets secondaires potentiels et les risques. Il est également important de parler à votre médecin pour vous assurer que les médicaments prescrits sont adaptés à vos besoins et à votre santé. Il est également important de suivre les instructions du médecin et de ne jamais prendre des médicaments sans en parler avec votre médecin au préalable.

Jour 6 : Dépister les maladies liées à l'insomnie

Les méthodes alternatives

Les méthodes alternatives pour traiter et prévenir l'insomnie sont une excellente option pour ceux qui n'ont pas le temps ou l'argent pour consulter un professionnel de santé. Il existe de nombreux traitements disponibles, notamment :

- La méditation et la relaxation. La méditation et la relaxation sont des outils puissants qui peuvent aider à calmer le corps et l'esprit et à soulager le stress. Les exercices de méditation et de relaxation peuvent vous aider à vous détendre, à vous concentrer et à mieux gérer les niveaux de stress qui peuvent contribuer à l'insomnie.

- La thérapie cognitivo-comportementale. La thérapie cognitivo-comportementale (TCC) est une approche psychologique qui vise à modifier les comportements ou les pensées qui peuvent contribuer à l'insomnie. Des outils tels que le journal de sommeil, la restructuration cognitive et la thérapie comportementale peuvent aider à traiter et à prévenir l'insomnie.

- Les suppléments à base de plantes. Des suppléments à base de plantes tels que la mélatonine, la valériane, le magnésium et le tryptophane peuvent aider à améliorer la qualité et la durée du sommeil. Cependant, avant de prendre des suppléments à base de plantes, il est recommandé de consulter un médecin ou un professionnel de la santé qualifié pour discuter des risques et des bénéfices potentiels.

- Les exercices physiques. En plus d'être une excellente façon de s'amuser, l'exercice peut aider à soulager le stress et à améliorer la qualité et la durée du sommeil. L'exercice régulier peut également aider à réduire les symptômes de l'insomnie.

- Les modifications alimentaires. Modifier ses habitudes alimentaires peut aider à améliorer la qualité et la durée du sommeil. Une alimentation saine et équilibrée peut aider à réduire les symptômes de l'insomnie, tandis que l'évitement des aliments et des boissons qui sont stimulants avant le coucher peut également aider à améliorer le sommeil.

- L'acupuncture. L'acupuncture est une pratique médicale qui peut aider à soulager le stress et à améliorer la qualité et la durée du sommeil. Les points spécifiques qui sont stimulés peuvent aider à réduire les symptômes de l'insomnie.

- La lumière du soleil. Une exposition adéquate à la lumière du soleil peut aider à déclencher les hormones du sommeil et à améliorer la qualité et la durée du sommeil. La lumière ultraviolette peut également aider à réguler le cycle veille-sommeil et à résoudre les symptômes d'insomnie.

- Le yoga et le tai chi. Le yoga et le tai chi sont des formes de méditation qui peuvent aider à calmer le corps et l'esprit et à améliorer la qualité et la durée du sommeil. Les exercices de yoga et de tai chi peuvent aider à réduire les symptômes de l'insomnie et à mieux gérer le stress et l'anxiété.

- Les méthodes complémentaires. De nombreuses méthodes complémentaires peuvent aider à soulager le stress et à améliorer la qualité et la durée du sommeil. Les massages, les b

Jour 7 : Quand consulter un médecin ?

Au stade ultime, lorsque toute autre tentative pour retrouver un sommeil normal a échoué, il est peut-être temps de consulter un médecin. Un médecin peut évaluer les causes sous-jacentes de votre insomnie et vous conseiller sur les traitements possibles.

Tout d'abord, préparez-vous à votre rendez-vous médical en prenant note des symptômes que vous avez expérimentés et en réfléchissant aux questions que vous souhaitez poser. Cela permettra à votre médecin d'avoir une meilleure image de votre état et de votre santé globale.

Votre médecin peut vous poser des questions sur votre mode de vie et sur les circonstances qui se sont produites avant et pendant que vous cherchez à retrouver le sommeil. Il peut vous demander de remplir un questionnaire d'évaluation physique et psychologique, et peut aussi effectuer des tests sanguins et des examens physiques afin d'évaluer votre santé en général.

Il existe plusieurs traitements optionnels disponibles pour traiter les insomnies, y compris des médicaments, des pratiques de relaxation, des modifications de comportement et une thérapie. Les médicaments sont souvent utilisés pour traiter les insomnies à court terme, mais peuvent ne pas être bénéfiques à long terme. Les techniques de relaxation et les modifications de comportement sont des stratégies à long terme pour s'endormir et rester endormi toute la nuit. Il est également possible que votre médecin vous recommande de consulter un psychologue pour obtenir des conseils sur la manière de gérer votre stress et vos inquiétudes qui peuvent interférer avec votre sommeil.

Quel que soit le traitement que votre médecin vous suggère, il est important de se rappeler que chaque personne est différente et que ce qui fonctionne pour l'un ne fonctionne pas nécessairement pour l'autre. Si votre médecin vous prescrit un traitement, assurez-vous de suivre les instructions et de contacter votre médecin si vous remarquez des changements dans votre sommeil ou des effets secondaires indésirables.

En plus des traitements médicaux, votre médecin peut aussi vous recommander des modifications dans votre style de vie pour vous aider à retrouver un sommeil normal. Par exemple, le médecin peut vous conseiller de faire des changements dans votre alimentation et votre mode de vie, de réduire la consommation de stimulants comme la caféine et l'alcool, et d'adopter des rituels pour vous aider à vous endormir et à rester endormi.

Il est important de se rappeler que la consommation excessive de médicaments pour le sommeil n'est pas sûre et peut aggraver votre insomnie. Si vous prenez des médicaments pour le sommeil, assurez-vous de les prendre à des doses recommandées et de les prendre uniquement sur une courte période. Ne prenez pas d'autres médicaments pour le sommeil sans la permission de votre médecin.

Enfin, une fois le traitement commencé, surveillez attentivement vos progrès et consultez votre médecin si vous voyez des changements ou si vous n'obtenez pas les résultats escomptés. Avec les bons outils et les bonnes informations, vous pouvez apprendre à gérer votre ins

Lorsque l'insomnie devient chronique

Lorsque l'insomnie devient chronique, c'est le moment de consulter un médecin. Certains facteurs peuvent être à l'origine de ces réveils nocturnes. C'est pourquoi, il est important de reconnaître les signes et symptômes de l'insomnie chronique et de consulter un médecin pour un diagnostic et un traitement approprié.

Les causes de l'insomnie chronique peuvent être multiples :

- La douleur chronique ou les douleurs liées à une maladie ou à une blessure.

- Stress et anxiété qui peuvent être liés à la santé mentale ou à des événements de la vie quotidienne.

- Un environnement de sommeil inconfortable ou bruyant.

- Des changements hormonaux liés à la ménopause, à la grossesse ou à la prise de médicaments.

- Un déséquilibre des hormones thyroïdiennes, des déficiences nutritionnelles ou des maladies métaboliques.

- Les effets secondaires des médicaments.

- Des habitudes de sommeil malsaines et une mauvaise hygiène de sommeil.

Si vous remarquez que votre insomnie ne s'améliore pas malgré les changements de style de vie, des séances de relaxation et des remèdes naturels, il est temps de consulter un médecin. Votre médecin peut vous prescrire des médicaments pour soulager les symptômes et vous aider à traiter la cause sous-jacente. Votre médecin peut également vous diriger vers un professionnel de santé compétent qui pourra vous recommander des thérapies et des conseils pour vous aider à mieux gérer votre problème.

Il est également important d'essayer de comprendre pourquoi l'insomnie est devenue chronique et de réduire ou d'éliminer les facteurs qui peuvent en être la cause. L'environnement de sommeil peut être un facteur important, ainsi que le stress et l'anxiété. Essayez de trouver des moyens pour gérer votre stress et vos inquiétudes, comme par exemple se détendre et pratiquer des exercices de méditation avant de vous coucher.

Vous pouvez également essayer des remèdes naturels tels que les plantes médicinales, l'aromathérapie, les huiles essentielles et les herbes pour aider à soulager vos symptômes et à améliorer votre qualité de sommeil. Ces remèdes peuvent être très bénéfiques pour certaines personnes, mais il est important de consulter votre médecin avant de commencer à les utiliser.

Enfin, il est important de reconnaître que l'insomnie chronique peut être le signe d'un trouble sous-jacent, comme un trouble anxieux ou dépressif ou une maladie médicale. Dans ce cas, votre médecin peut vous diriger vers un professionnel de santé compétent qui pourra vous aider à identifier la cause sous-jacente et à élaborer un plan de traitement adapté à vos besoins.

Les conséquences médicales de l'insomnie

Les conséquences médicales liées à l'insomnie peuvent être très graves et elles sont nombreuses. La mauvaise qualité du sommeil a des impacts sur l'organisme et peut provoquer des problèmes de santé tels que :

- Des difficultés à se concentrer et à se souvenir

- Une baisse générale de l'énergie

- Une augmentation du risque d'accidents

- Une dépression

- Une prise de poids

- Une augmentation des risques de maladies cardiaques, de diabète de type 2 et de maladies respiratoires

- Une augmentation du stress

- Une baisse des défenses immunitaires

De plus, l'insomnie peut avoir un impact sur la qualité de la vie en général. Elle peut affecter la capacité à travailler et même à fonctionner normalement dans une société. Les personnes souffrant d'insomnie sont plus susceptibles de ressentir une fatigue chronique et des sautes d'humeur, ce qui peut affecter leurs relations avec leurs proches et leurs collègues.

Enfin, et surtout, un sommeil de qualité est essentiel pour un bon fonctionnement psychologique et physique. Les effets négatifs sur la santé causés par l'insomnie sont nombreux et peuvent être très graves. C'est pourquoi il est essentiel de prendre des mesures pour traiter l'insomnie et retrouver un bon sommeil. Si vos tentatives de résoudre vos problèmes d'insomnie ont échoué, il est important de consulter un médecin pour trouver des solutions adéquates.

Quand consulter un médecin pour l'insomnie

Le sommeil est vital pour la santé et le bon fonctionnement de l'organisme, c'est pourquoi il est essentiel d'obtenir un traitement médical pour les insomnies. Toutefois, avant de consulter un médecin pour votre insomnie, il est important de comprendre comment cette maladie se manifeste.

Les médecins sont généralement en mesure de diagnostiquer un trouble du sommeil en fonction des symptômes et des antécédents médicaux du patient. De plus, ils peuvent aussi vous conseiller sur des moyens d'améliorer votre sommeil.

Lorsque vous consultez un médecin pour votre insomnie, il est important de fournir des informations détaillées sur vos symptômes et vos habitudes de sommeil. Voici quelques éléments clés à mentionner :

- Quand avez-vous commencé à souffrir d'insomnie ?

- Quels sont vos symptômes ?

- Vous réveillez-vous la nuit ou êtes-vous incapable de vous endormir ?

- Quels sont vos antécédents médicaux ?

- Avez-vous des habitudes de sommeil saines ?

- Prenez-vous des médicaments ou des suppléments ?

Il est également important de mentionner si vous souffrez de troubles associés : anxiété, dépression, stress, etc. Ces informations permettront au médecin de mieux évaluer votre état et de vous proposer un traitement adapté.

Enfin, il est conseillé de discuter de vos attentes et de vos objectifs avec votre médecin. Par exemple, souhaitez-vous simplement améliorer la qualité de votre sommeil ou parvenir à vous endormir plus facilement ? Le médecin pourra alors adapter le traitement à vos besoins spécifiques.

www.ingramcontent.com/pod-product-compliance
Lightning Source LLC
Chambersburg PA
CBHW071059260726
48661CB00006B/2343